MÉMOIRE

SUR

UNE FIÈVRE MUQUEUSE GRAVE

qui a régné

DANS LA COMMUNE DE PONTEVÈS (Var)

PENDANT L'AUTOMNE DE L'ANNÉE 1853,

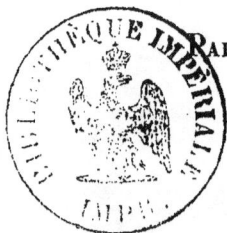

PAR LE Dr LÉGIER.

Parvula (nam exemplo est) magni formica laboris
Ore trahit quodcumque potest, atque addit acervo.

HORACE, Liv. I, Satire 1, vers 33.

MONTPELLIER

J. MARTEL AÎNÉ, IMPRIMEUR DE LA FACULTÉ DE MÉDECINE,

rue de la Préfecture 2.

1854

À LA COMMUNE DE PONTEVÈS,

pour servir à son Histoire médicale.

LÉGIER.

MÉMOIRE

sur

UNE FIÈVRE MUQUEUSE GRAVE

QUI A RÉGNÉ DANS LA COMMUNE DE PONTEVÈS.

En présence d'une épidémie qui effraie une population, dont
le bruit retentit au loin dans les campagnes, et qui suscite la
visite et les secours de l'autorité supérieure, le médecin doit
étudier le fait, pour le placer sur son véritable terrain scienti-
fique. En vérité, on fait de nos jours un usage trop abusif du
mot *fièvre typhoïde*. Bien que les médecins s'entendent au lit
du malade quand ils appellent de ce nom toute fièvre continue
grave, il est à désirer cependant qu'ils réservent cette dénomi-
nation pour les cas spéciaux qui la réclament.

L'histoire de la fièvre de Pontevès n'est pas l'histoire d'un
fait unique, comme s'il s'agissait de la fièvre typhoïde pure et
simple : c'est l'histoire d'un fait complexe, l'histoire de plusieurs fièvres qui, isolées ou groupées ensemble, se présentent
tantôt dans un état d'individualité, tantôt dans un état de complication. Cet état de complication donne à la maladie une physionomie adultérée qu'il est plus facile d'appeler du nom de
fièvre typhoïde, que de travailler à isoler les complications et à
rendre à chaque partie son caractère propre. Prenez garde !
Vous êtes à côté de la vérité, si, pour établir le diagnostic,
vous vous contentez de la présence de quelques symptômes.
Pour être dans le vrai, dans l'irréfragable, il faut embrasser
le fait morbide tout entier, le pénétrer jusqu'au fond, voir et
reconnaître quelle est la nature de la fièvre constitutionnelle.
C'est celle-là qui est la fièvre populaire, la fièvre primitive,
protopathique, par où passent les complications. Les autres
sont des fièvres complicantes, deutéropathiques, qui peuvent

être ou n'être pas, mais qui, quand elles existent, en raison
de la gravité qu'elles impriment à la maladie, réclament à leur
tour toutes les ressources de la thérapeutique. Quel est le moyen
d'arriver à la connaissance de la fièvre constitutionnelle? On y
arrive par l'analyse et par l'observation. Par l'analyse, on
désassocie l'agrégat morbide, on isole chaque élément et on
voit en quoi un élément diffère d'un autre; par l'observation,
il est toujours donné au médecin de recueillir un nombre suffisant de cas simples. Ces cas-là servent de types, puisqu'ils
représentent la constitution médicale régnante, et ces types
servent le plus à l'établissement du diagnostic. De ces cas simples le médecin s'élèvera aux complications, et à mesure qu'elles
se présenteront, il lui sera facile de les saisir et de voir ce
qu'elles prêtent aux cas simples, ce qu'elles en reçoivent.

Voilà notre méthode; voilà la méthode d'analyse et de syn-
thèse, si heureuse dans toutes les sciences pour la recherche de
la vérité, et si heureusement appliquée à la médecine pratique
pour la recherche de la nature d'une maladie.

C'est en nous livrant à ce travail que nous avons reconnu
que la fièvre de Pontevès est un état morbide composé, dans
lequel un élément principal occupe la scène, et auquel peuvent
s'associer et s'associent en effet d'autres éléments qui altèrent
la physionomie du premier. En termes plus explicites, la fièvre
de Pontevès est une fièvre muqueuse épidémique, sur laquelle
viennent s'enter, tantôt et le plus souvent la fièvre adynamique,
tantôt la fièvre ataxo-adynamique, quelquefois la fièvre rémit-
tente, et plus rarement enfin la fièvre intermittente.

Cette manière de voir et d'apprécier le fait en question n'est
pas le résultat d'une théorie pure et simple, mais elle est vérifiée par les causes que nous avons recherchées de cette maladie,
par les symptômes; elle est vérifiée aussi par le traitement qui
en est le contrôle infaillible, selon cet adage : *Naturam morbo-
rum ostendunt curationes.* Or, j'établis en principe que lorsque
l'idée abstraite que l'on se fait de la nature d'une maladie cadre
avec les causes de cette maladie, avec ses symptômes et avec
son traitement, cette idée-là est bonne.

Recherchons donc les causes de cette maladie, et d'abord voyons si ces causes pourraient être celles de la fièvre typhoïde.

Causes. — Pour les adeptes de l'École organo-pathologique, les causes de la fièvre typhoïde sont partout. Nous ne nous en étonnons pas, puisque, pour ces médecins, la fièvre typhoïde représente toutes les fièvres continues graves; et nous sommes loin de nier que toutes les fièvres graves ne puissent prendre naissance dans tous les lieux, dans toutes les constitutions, dans toutes les conditions de la vie. Mais pour nous, qui regardons la fièvre typhoïde comme une fièvre spéciale et non comme le résultat de la conversion d'une maladie en une autre, rien ne peut nous faire rapporter la fièvre typhoïde à autre chose qu'à l'action des miasmes. Les miasmes, voilà donc pour nous la cause de la fièvre typhoïde. Nous avons rencontré la même opinion chez M. le Préfet, dont les connaissances, à ce qu'il paraît, pénètrent jusqu'au sanctuaire de la science. Dans un entretien fort intéressant sur les murs de Pontevès, ce haut fonctionnaire nous annonça que l'Académie royale de médecine de Londres, qui résume l'état actuel de la science en Angleterre, venait tout récemment d'établir qu'il y a identité dans le principe qui préside à toutes les grandes épidémies, comme le choléra, le typhus, la peste, la fièvre jaune, la fièvre typhoïde. Dans cette proposition on admet implicitement que le principe épidémique est un principe miasmatique. Rapprochons de ce fait-là le témoignage de l'École de Montpellier, qui professe que la fièvre typhoïde est le résultat de l'encombrement, du casernement des individus. En dehors de cette condition, il y a si peu à craindre pour la fièvre typhoïde, qu'un maître de l'art a pu dire : «Non, nous »n'avons jamais vu dans notre hôpital la fièvre typhoïde sur »des individus qui ne fussent pas militaires. Dans notre pra- »tique civile, nous n'avons jamais eu non plus l'occasion d'ob- »server cette maladie. Nous avons bien vu des fièvres prendre »un caractère grave, se montrer avec l'élément ataxique ou »malin, ou même adynamique: mais qu'il y a loin de là à la »fièvre typhoïde! Avec un peu de bonne volonté, nous aurions

»pu en faire aussi des fièvres typhoïdes; mais nous n'aurions »fait que nous associer à la confusion que la médecine moderne »a jetée sur cette partie de la pathologie (1). »

Voici donc maintenant l'état de la question : Y a-t-il à Pontevès un foyer de miasme propre à engendrer la fièvre typhoïde , ou bien n'y a-t-il que des circonstances particulières propres au développement des fièvres continues graves autres que la fièvre typhoïde ? Examinons.

Pontevès est adossé au versant-nord des Besseyons ; il est assis sur un mamelon élevé , d'où le regard s'étend au loin sur les coteaux qui en bornent l'horizon ; il est battu par les vents d'est et d'ouest , et par conséquent toujours l'air est libre dans son atmosphère. A ses pieds s'étend une plaine assez étendue , couverte de vignobles, dont le sol est un terrain calcaire que les eaux traversent librement. Trop abondantes , les eaux pluviales trouvent un cours facile en se jetant dans le lit d'un ravin qui serpente dans la plaine ; elles viennent grossir la source du château de M. Delile , et forment ensemble une des petites rivières tributaires de Barjols. Tout autour le pays est boisé , et le village , malgré sa hauteur, est alimenté par une fontaine à quatre tuyaux. Les habitants , au nombre de 6 à 700 , sont tous agriculteurs ; ils sont travailleurs, économes ; ils se nourrissent généralement de végétaux , et s'accommodent si peu de la viande que , pendant la maladie, plusieurs familles m'ont dit : « Du bouillon ! nous n'en usons pas, nous : cela nous dérange. » Certes, il n'en est pas de même du bon vin. Mais, depuis quelques années , cette récolte manque chez nous , et ce confortable, si précieux pour la table du laboureur, passe, pour de l'argent, en d'autres mains. Les femmes sont économes jusqu'à l'avarice ; elles prennent leur bonne part des travaux de chaque jour, et ce n'est qu'à nuit close qu'elles songent à préparer à la hâte un modique repas. Toutefois il faut leur rendre cette justice, que leurs maisons sont assez propres et assez bien tenues.

Où trouver là-dedans les miasmes générateurs de la fièvre

---

(1) Quissac, De la doctrine des éléments, T. II, pag. 4.

typhoïde? Pour nous, nous l'avouons dans notre candeur, nous ne saurions les y trouver. Mais si, dans ce que nous avons tracé sur la topographie de Pontevès, sur les mœurs et us de ses habitants ; si, dans la saison au milieu de laquelle a régné l'épidémie, nous trouvons, par des rapports de causalité, la raison d'être de la fièvre que nous étudions, pourquoi aller invoquer une cause insaisissable, problématique?

Faisons remarquer en première ligne que la maladie de Pontevès a paru à la fin de l'été et pendant tout un automne pluvieux : cette circonstance préjuge déjà en faveur de notre opinion. La fièvre muqueuse est ordinairement préparée long-temps à l'avance par les influences estivales. Ces influences déterminent chez l'homme une énervation générale qui amène la perte de l'appétit, la lenteur des digestions et le défaut de toute énergie morale et physique. Tout y contribue, et la longueur des jours relativement aux nuits, et les excitants de toute espèce qui nous entourent, comme la lumière, la chaleur, la durée du travail, etc., etc. Chaque jour nous perdons ainsi une grande somme de forces radicales. Si, pour réparer ces pertes, nous n'avons qu'un sommeil trop court pour être réparateur, une alimentation malsaine, mal préparée et peu substantielle; si nous nous privons de notre boisson corroborante, la faiblesse gastrique augmente insensiblement, et, à notre insu, nous vivons sous l'imminence d'une maladie. Cet état de faiblesse de tout l'appareil digestif a très-souvent, dans notre climat, sa solution en été. S'il n'en est pas ainsi, l'automne nous trouve sensibles à toutes les impressions malfaisantes.

Sans le concours d'autres circonstances, il y avait déjà des causes suffisantes pour l'établissement d'une fièvre muqueuse à Pontevès. Cette fièvre fût restée alors endémique peut-être et n'eût atteint que les individus prédisposés, qui, avec un tempérament muqueux, lymphatique, sont de cette fièvre les victimes choisies. Mais les pluies, qui, comme l'a observé Zimmermann, ont le triste privilége de transformer, momentanément du moins, tous les tempéraments en tempéraments muqueux, ont imprimé à la maladie naissante un caractère de pérennité. Alors la maladie a grandi, elle est devenue épidémique, et a pu frapper les individus même les plus réfractaires. Nous avons une preuve de ce que nous avançons dans la marche de l'épidémie qui a pris naissance dans la commune de Pontevès, où existaient déjà, comme nous l'avons dit, des causes particulières spéciales à la population, et que nous avons vue s'étendre dans les pays environnants à mesure que les pluies ont continué. Ainsi donc, la faiblesse de l'appareil digestif d'abord, résultat des fatigues de l'été; ensuite la constitution médicale de l'automne, l'âge, le sexe, le tempérament, les pluies incessantes : voilà pour nous des causes rationnelles, saisissables, non prises au hasard, qui toutes ensemble constituent une force propre à engendrer une épidémie de fièvre muqueuse.

Symptômes. — La nature muqueuse de la fièvre de Pontevès vient de nous être révélée par l'étude des causes; elle est justifiée aussi par celle des symptômes. Traçons donc, sans rien préjuger, la physionomie de cette fièvre que nous avons tant de fois vue au lit du malade. Quand nous l'aurons bien délimitée, nous verrons dans quel cadre de la pyrétologie nous aurons à la colloquer. S'il arrive que ce portrait appartienne à la famille des fièvres muqueuses, nous aurons encore lieu de donner à cette fièvre le nom de fièvre muqueuse. Observons.

Dès le début, le malade ressent, alternant avec des bouffées de chaleur, de légers frissons qui paraissent pendant plusieurs jours, le soir ou dans la nuit : en même temps s'établit une fièvre continue, avec douleur de tête, fatigue dans les membres. Le malade s'alite. Souvent une surcharge de couvertures et l'usage d'une boisson trop échauffante provoquent une sueur abondante, d'une odeur nauséeuse, qui est loin d'être critique et qui a pour moindre danger de développer une surexcitation générale. Il y a alors élévation du pouls, rougeur de la peau et intensité dans la céphalalgie. Lorsque le malade vient à être mieux dirigé, le pouls perd de sa fréquence et devient lâche, le facies prend une teinte pâle, la céphalalgie persiste. La langue est humide, large, saburrale; la soif est ordinaire, l'appétit

nul ; l'haleine est aigre, fétide ; il y a des aphthes dans la bouche , souvent de simples nausées, quelquefois des vomissements
d'une matière incolore, fade ou légèrement amère ; quelques
vers lombricoïdes sont rendus par le haut ou par le bas. Chaque
jour, il y a des exacerbations plus ou moins régulières dans
l'après-midi ou dans la nuit. Le pouls est mou, sans résis-
tance, la chaleur modérée ; l'abdomen est plus ou moins tendu ,
douloureux, avec coliques, flatuosités, borborygmes. La cons-
tipation est assez ordinaire, souvent elle est remplacée par une
diarrhée muqueuse ; l'urine , claire au commencement , devient
trouble et limoneuse ensuite.

A la vérité, tous les malades n'ont pas présenté un ensemble
de symptômes aussi complet. Quelques-uns n'ont eu qu'une
légère atteinte du mal et n'ont accusé que des phénomènes isolés,
comme la céphalalgie, ou des sueurs nocturnes , ou un léger
dérangement dans les fonctions digestives ; d'autres nous ont
dit : « Je ne sais pas ce que j'ai, mais j'ai perdu mes forces ;
avec cela, je ne me sens pas malade. » Quelquefois nous trou-
vions, avec la pesanteur de tête, des douleurs dans les membres,
la langue saburrale, une fièvre continue et bien établie : à l'aide
de quelques moyens, le malade était hors d'affaire en peu de jours.

Eh bien ! en traçant ce tableau, avons-nous fait autre chose
que peindre la physionomie propre de la fièvre muqueuse,
avec tous ses traits caractéristiques ? Sans recueillir tous les
symptômes, n'eût-il pas été suffisant de constater un début
avec de légers frissons mêlés de bouffées de chaleur, la conti-
nuité de la fièvre , avec exacerbation le soir, un affaissement
général, une douleur de tête gravative, une langue saburrale,
des aphthes dans la bouche, des déjections de vers ?

Avec la meilleure volonté du monde, nous ne voyons là-dedans autre chose qu'une fièvre muqueuse. C'est cette fièvre, que
nous appelons constitutionnelle, épidémique, qui fait le fond
de la maladie, puisque nous l'avons rencontrée chez tous nos
malades, avec la seule différence qu'apporte toujours le tempérament et la manière dont chaque individu perçoit et exprime
une même maladie.

Mais cette fièvre muqueuse n'est pas toujours restée dans l'état de simplicité que nous venons de signaler. Le caractère d'épidémicité lui a imprimé certains traits qui nous ont indiqué que des complications se surajoutaient à l'affection première : la maladie revêtait alors une forme grave.

Dans cette circonstance, les malades se présentaient comme dans un état d'ivresse, avec étourdissement, vertige, ahurissement, hébétude des sens. Selon que dominait l'élément adynamique ou ataxique, on les voyait dans un état de prostration, de sidération ou de surexcitation et de spasme. Dans le premier cas, le sujet affectait toujours le décubitus dorsal, la peau était chaude et le pouls oscillait de 100 à 130 et 140 : paroxysmes très-marqués le soir ou dans la nuit, avec délire tranquille, épistaxis, narines sèches et pulvérulentes, dents fuligineuses; langue rouge, sèche et aride; borborygmes, gargouillement à la région iléo-cœcale; selles plus ou moins fréquentes, liquides, jaunâtres; absence totale de taches rosées, quelques sudamina. L'état ataxique était caractérisé par les soubresauts des tendons, des grimaces, des cris, des mouvements convulsifs et un délire furieux. Les cas de ce genre ont été rares : le plus souvent nous avons vu l'état ataxique s'associer à l'état adynamique.

Il est de remarque que la forme grave n'est pas entrée en scène la première et n'a pas ouvert la marche aux phénomènes ultérieurs : elle est toujours venue en seconde ligne et a paru postérieurement à l'établissement de la fièvre muqueuse.

Croirait-on que la fièvre muqueuse, passant par cette phase de gravité, aurait changé de nature et se serait transformée en fièvre typhoïde? Non, certes : cela ne peut pas être. La fièvre typhoïde n'est pas le résultat de la transformation d'une maladie en une autre. Toute la différence réside dans ce fait, à savoir : que dans la fièvre muqueuse pure et simple l'affection n'atteint que les organes, tandis que dans la fièvre muqueuse grave l'affection atteint et frappe tout à la fois et les organes et les moteurs de ces organes, c'est-à-dire les centres nerveux céphalo-splanchniques et céphalo-rachidiens.

Voilà notre fièvre muqueuse. Elle est, de nos jours, ce qu'elle fut dans les siècles derniers, lorsqu'elle passa sous les yeux de ces médecins illustres qui tenaient chacun dans leur pays le sceptre de la médecine. On citera toujours avec honneur les relations des épidémies de fièvre muqueuse qu'observèrent Sydenham en Angleterre, Stoll en Allemagne, Rœderer et Wagler en Hollande, Baglivi et Sarcone en Italie, Rivière en France. Avec de tels documents historiques, pouvions-nous rester indécis sur la nature de la maladie et sur la manière de la traiter ?

Traitement. — Passons maintenant au traitement, notre dernier contrôle ; il nous prouvera une fois encore que la fièvre de Pontevès est une fièvre muqueuse.

Dans l'hypothèse d'un agent miasmatique propre au développement du principe septique et malin de la fièvre typhoïde, nous aurions eu à recourir à des médications variées, au milieu desquelles la difficulté du choix eût été peut-être ce qui nous eût le plus embarrassé. Eh bien! persuadé que la maladie actuelle tenait à toute autre cause, nous avons généralement exclu le sulfate de quinine de notre traitement : nous n'y avons recouru que dans quatre cas de fièvres muqueuses rémittentes bien avérées, dont nous avons eu bientôt raison. Nous avons aussi proscrit les émissions sanguines, à l'exception de deux ou trois cas particuliers où elles étaient nécessitées par le tempérament ou l'époque cataméniale. Nous ne nous sommes pas laissé abuser par l'intensité de la céphalalgie, que nous regardions plutôt comme un effet dynamique que comme le résultat d'une irritation méningo-cérébrale. Nous ne nous sommes pas laissé abuser non plus par la chaleur de la peau, ni par la fréquence du pouls, parce que nous avons compris de bonne heure que cet état, qui semblait demander la saignée, était un état de surexcitation accidentelle, éphémère, qui cachait au fond une faiblesse radicale. Pendant toute la durée de la maladie, nous n'avons pas changé nos moyens ; nous avons toujours employé les évacuants et les toniques, l'émétique et l'extrait de quinquina. Cette médication nous a si bien réussi que nous nous en sommes tenu là : elle nous a prouvé que nous avions bien jugé la maladie.

La première indication à remplir au lit du malade était, comme on a pu le pressentir dans la symptomatologie, de faire cesser l'état gastrique, en évacuant les premières voies. Le moyen le plus efficace, nous l'avons trouvé dans l'émétique. L'émétique avait, sur tous les autres purgatifs, cet immense avantage de prêter à l'économie un mouvement d'expansion et de perturbation, qui nous a suffi dans quelques cas pour arrêter tout court une maladie dont l'évolution eût menacé la vie de l'individu. Bien que l'action de ce puissant agent thérapeutique soit généralement suivie de fatigue, par suite des efforts de vomissement et de l'effet dynamique qui lui est propre, nous avons remarqué, au contraire, qu'après son emploi les malades se sont trouvés plus dispos. Le plus souvent nous l'administrions seul ; quelquefois, et selon les circonstances, nous lui associions l'ipécacuanha et même le sulfate de soude, pour obtenir les effets d'un éméto-cathartique : nous le répétions, au besoin, deux ou trois fois. Aux enfants, nous prescrivions l'huile de ricin, mais plus volontiers encore le calomel, à la dose de 40 à 80 centigrammes en quatre prises. Après le cours de cette médication évacuante, que nous continuions chez l'adulte par quelques bouteilles d'eau de Sedlitz, nous prescrivions, à prendre par cuillerées, une potion avec l'infusion d'ipécacuanha et l'écorce d'oranges amères ; en même temps nous donnions du bouillon et une tisane légèrement stimulante, comme la mauve et la bourrache, le thé ou l'infusion de sauge. Par ces moyens auxiliaires, nous avions en vue de réveiller le système gastrique, pour lui prêter la force nécessaire à une solution heureuse. Pendant la convalescence, qui était ordinairement très-longue, nous faisions prendre le vin vieux du pays. Tels sont les moyens que nous avons employés dans les cas où la fièvre muqueuse était dégagée de toute complication.

Dès que nous voyions arriver le cortége des symptômes graves adynamiques ou ataxo-adynamiques, nous recourions aux toniques, auxquels nous associions tantôt les stimulants, tantôt les anti-spasmodiques. Nous eussions désiré employer la résine de quinquina, que nous avions vue en d'autres temps si bien réussir ; mais, n'en ayant pas sous la main, nous avons cru que rien ne nous serait plus utile que l'extrait de quinquina. A l'aide de ce moyen, nous avons toujours vu les symptômes graves s'amender. Ainsi, ont cédé la prostration des forces, l'état d'ivresse, le subdélirium, la sécheresse de la langue, la fuliginosité des dents, le ballonnement du ventre, etc., etc. A ce propos, nous devons faire remarquer qu'il nous arrivait quelquefois deux espèces d'extrait : l'extrait aqueux et l'extrait alcoolique. Nous avons observé que les malades qui prenaient l'extrait aqueux ont attendu plus long-temps la convalescence et qu'il leur en a fallu ingérer jusqu'à 28 grammes, tandis que 16 grammes suffisaient pour obtenir les mêmes résultats à ceux qui prenaient l'extrait alcoolique. M. Soubeiran nous donne la raison de cette différence en établissant que, traité par l'alcool, le quinquina cède une plus grande quantité de principes extractifs. Mais l'insolubilité dans l'eau de ces principes nous donnait un dépôt assez abondant ; nous avons imaginé de remédier à cet inconvénient en remplaçant le véhicule aqueux par un vin généreux. Nous avons ainsi suspendu parfaitement les molécules insolubles, et nous avons obtenu un tout homogène plus facile à administrer et plus utile encore pour les malades.

En même temps nous accordions une large part à l'action thérapeutique des épispastiques ; ils sont utiles de plusieurs manières aux différentes époques de la maladie. Dans la période d'augment de la fièvre muqueuse adynamique, s'il arrivait que la fièvre eût une tendance à concentrer ses mouvements vers un organe important comme le cerveau, la poitrine, l'abdomen, nous appliquions les révulsifs loin du lieu où se portaient les mouvements fluxionnaires. En établissant ainsi une fluxion artificielle qui contrebalançât la fluxion morbide, nous rendions à l'organe malade le libre exercice de ses fonctions, nous le rendions à l'harmonie générale. Lorsque le mouvement fluxionnaire persistait et que nous avions la certitude que l'organe était envahi, alors, et seulement alors, nous appliquions les vésicatoires le plus près possible de l'organe affecté. Voilà une règle de thérapeutique qui a une immense portée ; elle a été formulée par l'immortel Barthez, et nous l'avons recueillie vivante dans les cours du professeur Caizergues, que la science regrette depuis. Voici un autre mode d'action des vésicatoires que nous utilisions dans une autre circonstance de la même maladie, lorsque l'organisme, ne se sentant plus la force de résister au mal, se livre à sa fortune avec la plus grande indifférence. Dans cet état, les vésicatoires font appel à toutes les forces de l'individu, les mettant en jeu contre un mal qui tend à tout envahir. Mais rien ne demande plus de prudence ni d'habileté que le déploiement de ces forces. Il n'en faut dépenser que juste ce qui est nécessaire pour les besoins du moment ; le reste, il faut le réserver pour les éventualités : sinon, on risque de se trouver au dépourvu plus tard, et d'être là témoin désespéré du ravage qu'il est désormais impossible de réprimer.

Les vésicatoires donnaient des résultats aussi heureux dans l'adynamie que dans l'ataxie. Dans l'ataxie, nous ajoutions les anti-spasmodiques, comme les bols camphrés et nitrés, l'éther sulfurique, la liqueur d'Hoffmann, etc., que nous associions tantôt à l'extrait de quina, et que nous donnions d'autres fois séparément.

Nous n'avons trouvé que rarement l'occasion de faire prendre le sulfate de quinine. Les exacerbations du soir ou de la nuit, nous les regardions comme inhérentes à la fièvre et ne nous donnant pas des indications suffisantes pour l'administration de l'anti-périodique ; cependant nous avons souscrit à son emploi dans les quelques cas où la rémittence était là dans toute son évidence.

Un seul cas de fièvre muqueuse intermittente, dont les accès réguliers paraissaient chaque jour à une heure déterminée, allait nous obliger à recourir à la quinine, lorsque deux émétiques préalables ont coupé court aux accès.

Prophylaxie. — Comment pourrions-nous conserver la santé dans le milieu régi par l'influence épidémique ? Ce problème, nous nous l'étions déjà posé à nous-même, avant que quelques familles nous en eussent demandé la solution ; d'un autre côté, nous avons cru répondre, selon la mesure de nos moyens, aux désirs de l'autorité, qui, en cette occasion, a donné une preuve si éclatante de son amour pour l'humanité. Tant de motifs sérieux ont stimulé notre zèle et dirigé nos recherches sur cette question.

Nous établirons d'abord que la fièvre de Pontevès n'est pas une fièvre contagieuse absolument parlant, mais qu'elle peut le devenir dans certaines circonstances. La raison de cette contingence, c'est que lorsque les maladies endémiques grandissent de manière à contracter le génie épidémique, la contagion s'y mêle ; et réciproquement, lorsque les maladies, même les plus graves, perdent leur caractère populaire, l'élément contagieux s'en sépare. C'est ce qu'on a pu voir pour la grippe, dans le premier cas, et dans le second pour le choléra, qui a été quelquefois incontestablement contagieux, tandis que d'autres fois on n'y a pas reconnu de traces de contagion. Dans la fièvre de Pontevès, nous regardons donc la contagion comme un élément accidentel, pouvant se joindre à la maladie, mais ne lui étant pas lié invariablement. Les conséquences sont faciles à déduire.

Nous applaudirons ensuite aux vœux que notre ami le docteur Piffard, médecin des épidémies, a faits pour la propreté des rues. C'était un véritable besoin dans notre situation, et nous regrettons que la parole de cet homme grave soit tombée sur une terre stérile. Il n'en eût pas été ainsi si la population eût été pénétrée de ses obligations, de ses besoins, et s'il eût été arrêté que les objets qui seraient la cause d'un procès-verbal seraient confisqués.

De notre côté, nous conseillions aux familles d'user de propreté et surtout de débarrasser leurs chambres à coucher des provisions diverses qui en font habituellement un magasin de comestibles. Nous insistions pour qu'on se prémunît contre l'humidité de l'air en prenant des habits de laine. Après avoir ainsi soustrait le corps aux influences extérieures et surtout aux causes de refroidissement que nous avons vues souvent être la cause occasionnelle de la maladie, nous nous sommes appliqué à améliorer le régime. Dans l'étiologie, nous avons établi que la fièvre de Pontevès, abstraction faite des causes catastatiques et météorologiques, avait sa source dans tout ce qui peut affaiblir la tonicité de l'appareil gastrique. Dans les moyens préventifs, il est donc incontestable d'admettre qu'il faut avant tout maintenir ou rendre ses forces à l'estomac. On devine qu'il s'agit ici de ne faire d'écarts ni dans la manière de prendre les repas, ni dans les heures auxquelles ils doivent être pris, de faire choix d'aliments de bonne digestion et de nature à donner à l'estomac assez de force pour qu'il en donne à son tour à tous les organes, à toutes les fonctions. En un mot, nous recommandons le régime animalisé et le bon vin ; à cela nous ajoutons l'usage du thé ou du café, aromatisé avec quelques gouttes de rhum.

Que si, malgré ces soins, on ressent les atteintes du mal, avant que ce mal s'aggrave, nous conseillons de prendre pendant trois jours, et chaque fois le matin à jeun, une prise de poudre d'ipécacuanha dans un demi-verre d'eau sucrée tiède.

Mais comment faire entendre une voix assez forte, assez persuasive, au milieu d'une population qui a si peu l'habitude de soigner sa santé? Il est inouï qu'à la campagne un médecin formule une consultation pour une maladie qui n'a pas encore atteint l'individu, et les paroles que nous semons pour un conseil qui n'est pas demandé passent sans porter leurs fruits.

Nous avons pensé qu'en pareille circonstance l'administration devrait cantonner un médecin dans les localités qui n'en ont pas, pour qu'il fût fait régulièrement des visites domiciliaires dans toutes les familles. Ce médecin règlerait à chacun son hygiène, et, dès la première atteinte du mal, administrerait gratis le premier remède. Nous sommes convaincu que si cette mesure était régulière et générale, nous aurions, en cas d'épidémie, moins de malades et moins de maladies graves.

Maintenant que nous touchons au terme de ce travail, dont nous avouons l'imperfection et que nous avons écrit à la hâte, au milieu de nombreuses occupations, nous faisons des vœux pour que le fléau s'éloigne à jamais de nos têtes. S'il nous fallait encore poursuivre nos pénibles travaux à travers cette épidémie, nous serions heureux si nous pouvions croire à l'efficacité de notre concours pour une maladie qui laisse dans quelques familles d'éternels regrets.

FIN.

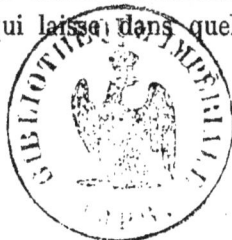

www.ingramcontent.com/pod-product-compliance
Lightning Source LLC
Chambersburg PA
CBHW050422210326
41520CB00020B/6707